ROYAT

DU TRAITEMENT

PAR LE

Gaz acide carbonique naturel

de quelques affections rhinologiques
et gynécologiques

PAR LE

Docteur GEORGES PERRIN

Médecin consultant à Royat

1912

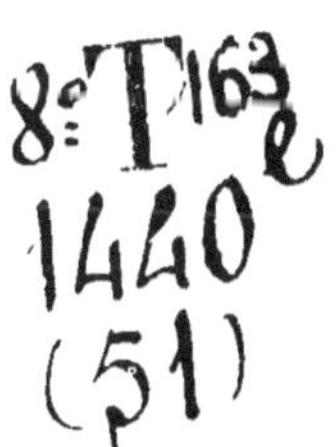

ROYAT

DU TRAITEMENT

PAR LE

Gaz acide carbonique naturel

de quelques affections rhinologiques
et gynécologiques

PAR LE

Docteur Georges PERRIN

Médecin consultant à Royat

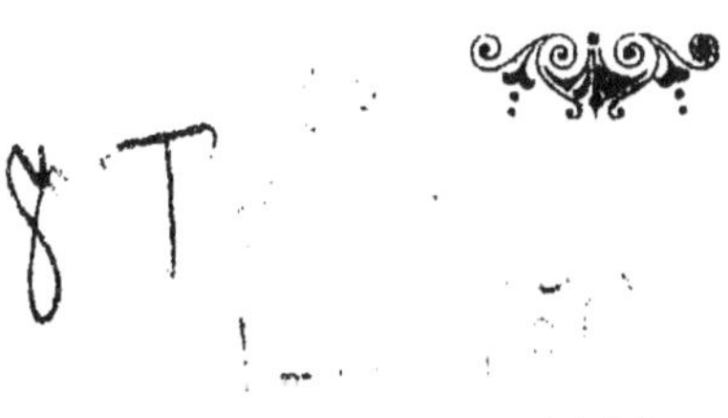

1912

TRAVAUX ANTÉRIEURS :

1909. — **Les bains carbo-gazeux de Royat dans les Cardiopathies** (Thèse, Lyon).

1910. — **Royat et les Hypertendus.**

1911. — **Royat « Le Nauhein Français ».**

DU TRAITEMENT

par le

Gaz acide carbonique naturel

de quelques affections rhinologiques et gynécologique

En France, chaque station a son originalité, qu'il s'agisse de ses eaux, de leur mode d'emploi ou d'une particularité dans son outillage hydro-thérapique. Ce qui fait la caractéristique de Royat, c'est son acide carbonique, que contiennent ses eaux en quantité variable, mais énorme.

Il est surtout employé en bains carbo-gazeux, à eau courante, lesquels bains ont fait de Royat la grande station française des affections cardio-vasculaires, la seule qui puisse rivaliser avec Nauheim comme minéralisation, comme graduation thermale et richesse en Co^2.

Mais l'acide carbonique peut aussi être recueilli directement au réservoir de la grande source Eugénie, amené en canalisation spéciale jusqu'à l'établissement et être utilisé seul dans de nombreux cas. C'est ainsi qu'on l'emploie chaque jour, soit en bains complets de gaz acide carbonique, soit en douches locales, et cela principalement dans les douleurs rhumatismales, les névralgies, les dermatoses prurigineuses, la chloro-anémie, les affections douloureuses et ulcéreuses de la bouche et du pharynx.

Enfin, et c'est ce qui fera l'objet de cette étude, le gaz acide carbonique, administré en *douches nasales*, en *bains utérins* et *douches vaginales*, peut rendre les plus notables services en rhinologie et en gynécologie.

I. — Les douches nasales de Co^2

Sauf au Mont-Dore et à Royat, ce traitement est très peu employé.

Je n'insisterai pas sur la façon de prendre une douche nasale de Co^2. C'est au médecin traitant à faire l'éducation de son malade, et cette éducation n'est pas toujours facile. En effet, à la première séance, l'impression est mauvaise ; le malade éprouve quelques malaises, picotements très vifs et douloureux, obstruction, larmoiement, quelquefois même de la céphalée, des palpitations. En ayant soin d'augmenter progressivement la quantité et la force du gaz, le malade arrive à supporter sans la moindre fatigue une douche de 5 à 10 minutes, qu'il peut répéter dans la journée.

Quelle est l'action du Co^2 sur la pituitaire ? Elle

est double : Il diminue sa sensibilité générale réflexe et la décongestionne.

L'action analgésique est mise en lumière par l'atténuation des éternuements, des picotements, de l'asthme nasal et autres troubles hyperesthésiques que l'on rencontre dans les coryzas paroxystiques. L'action décongestionnante est révélée par la sensation d'aisance à respirer que l'on éprouve après la douche.

Les conséquences de cette double action sont l'atténuation ou la disparition des divers troubles olfactifs.

Les douches nasales de Co^2 seront donc nettement indiquées dans *les rhino-pharyngites spasmodiques ou à tendance congestive.*

Bénéficieront nettement de ce traitement :

a) Les *crises d'asthme* succédant à la respiration d'une certaine odeur, ou d'un air chargé de substances diverses (pollen, graine de lin), crises s'accompagnant de phénomènes des plus gênants, hydrorrhée, picotements, larmoiements, gêne respiratoire.

b) Les *coryzas prolongés et récidivants* survenant chez la même personne d'une façon désespérante et sans cause apparente, et accompagnés des mêmes symptômes cités plus haut et dont l'hydrorrhée est certainement un des plus pénibles, à cause de l'irritation fréquente des téguments et en particulier des lèvres et des bords des narines.

c) Les *phénomènes congestifs* qui suivent les coryzas aigus prolongés : enchifrènement persistant et tuméfaction du cornet inférieur.

d) Certains cas d'*anosmie* dus non pas à une obstruction nasale, mais à une altération probable des terminaisons nerveuses olfactives, car il est impossible, dans bien des cas, de trouver une cause. Souvent la sensibilité olfactive s'atténue à la suite d'une intoxication, d'une infection banale, et c'est un trouble qui, si on n'y remédie pas, finit par être la cause des phénomènes névropathiques, de troubles digestifs et généraux.

Par contre, ne sont pas justiciables des douches nasales de Co_2, le coryza chronique, les états inflammatoires ou infectieux de la pituitaire, les déformations.

Enfin, à part les inconvénients passagers des premières douches, ce mode de traitement ne fournit pas de contre-indications. En agissant avec prudence. le malade s'y habitue très vite et très bien.

Employées avec les aspirations, les pulvérisations, les humages, les gargarismes, les douches nasales de Co_2 permettront de lutter avec chance de succès contre toutes les affections citées antérieurement, lesquelles ont pour caractère commun des poussées fluxionnaires vaso-motrices paroxystiques, affections de nature arthritique évoluant tantôt pour leur propre compte, tantôt devenant le point de départ d'un réflexe asthmatique ou de manifestations laryngo-broncho-pulmonaires.

II. — Les bains utérins et les douches vaginales de Co^2.

L'emploi de Co^2 en gynécologie ne date pas d'hier, malheureusement, comme en rhinologie, il est presque exceptionnel, car son maniement nécessite une installation spéciale que seule une station comme Royat peut posséder.

Le traitement est fort simple. La malade prend un bain carbo-gazeux ordinaire, mais *avec spéculum grillagé*, et pendant la durée même du bain ou, si elle préfère immédiatement après, pour que la muqueuse vaginale soit bien humectée, une douche de Co^2 qui, recueilli à la source même, est amené en canalisation spéciale dans la baignoire. Cette douche, de durée variable, est, je me hâte de le dire, supportée dès le premier jour sans la moindre fatigue. Tout au plus ressent-on quelques coliques dont j'expliquerai plus loin la cause.

L'eau du bain utérin est amenée directement du griffon, sans avoir vu le jour, sans avoir été chauffée ou refroidie, sans avoir été manipulée. Elle possède donc dans leur intégrité tous les principes actifs des eaux, en particulier Co^2, qui va recouvrir d'une multitude de bulles toutes les parties externes et internes immergées.

De plus, l'eau coule durant toute la durée du bain, ce qui a comme avantages la constance de la température, le renouvellement incessant des principes minéralisateurs de l'eau, l'emploi continu des eaux « à l'état natif », comme l'écrit le professeur Landouzy.

L'acide carbonique, agent actif du bain et de la douche, va agir et sur l'état général par les modifications qu'il apporte à la circulation périphérique et qui en fait un puissant *tonique*, et localement par une triple action *décongestionnante*, *sédative* et *cicatrisante*.

Les bains chargés naturellement de Co^2, grâce aux bulles de gaz qui se déposent sur tout le corps, produisent une stimulation très vive du côté des papilles de la peau, dont les fonctions sont stimulées, les sécrétions activées, la vitalité réveillée, et cette stimulation, partie de la périphérie, s'étend d'appareil en appareil, et toutes les fonctions de l'organisme sont du même coup activées : la respiration est amplifiée, la nutrition accélérée, la circulation devient plus intense et se régularise.

Au bout de quelques minutes, se produit une véritable sinapisation, due à une dilatation des vaisseaux superficiels, ce qui va diminuer les congestions passives des viscères et surtout de ceux de la zone génitale, grâce à l'action décongestionnante intense que peut exercer directement sur l'utérus la douche de Co^2. Et, comme conséquence, chaque jour diminuent les engorgements périphériques (périmétrite et pelvi-péritonite), consécutifs à une altération plus ou moins longue de l'organe utérin, engorgements qui, en encombrant le petit bassin, créent des troubles interminables. L'utérus lui-même peut aussi se débarrasser des produits anormaux qu'il contient, car la douche carbonique favorise la contraction utérine, comme le prouvent les coliques ressenties par la malade, et cette contraction, véritable massage, peut contribuer à replacer en position normale un organe jusqu'alors dévié.

L'action sédative et anesthésiante du Co^2, qui s'exerce sur tout le système nerveux, est mise en lumière par le soulagement rapide des souffrances que l'on observe chez les arthritiques atteintes de douleurs, et cette action est bien plus marquée que dans le bain de siège ordinaire à eau tiède.

Enfin Co^2 peut agir comme cicatrisant, comme modificateur des surfaces ulcérées, fongueuses.

Si j'ajoute encore le pouvoir antitoxique des eaux alcalines de Royat prises en boisson, leur action fondante, l'action antistrumeuse des chlorures qu'elles contiennent, je pourrai résumer ainsi les effets de la médication carbo-gazeuse appliquée à la sphère génitale en particulier :

Action tonique générale ;

Action décongestionnante et fondante ;

Action sédative et anesthésiante ;

Action cicatrisante et détersive ;

Action antitoxique.

Quels sont maintenant, parmi les troubles génitaux de la femme, ceux qui bénéficieront de la cure par Co^2

1° *Toutes les formes de congestion utérine*, surtout chez les neuro-arthritiques et les anémiques : les ménorrhagies des jeunes filles ; les troubles de congestion passive utéro-ovarienne, si fréquente au voisinage de la ménopause ; les ménorrhagies de l'âge critique, les hémorrhagies de suppléance nasales, stomacales ou intestinales qui surviennent à cette période de la vie féminine ; les varices pelviennes que l'on peut sentir dans le Douglas sous forme de paquets de ver, et qui sont cause de tant de malaises qui immobilisent les malades ; la stase veineuse survenant chez les jeunes femmes en pleine activité sexuelle, avec tout son cortège de troubles (hémorrhagies, pesanteur, douleurs, leucorrhée).

2° *Les troubles nerveux de la zone génitale :* les névralgies véritables utéro-ovariennes ou pelviennes, les névralgies lombo-abdominales, la coccygodinie, l'hyperesthésie vulvaire ou vaginale, le prurit vulvaire.

3° *Les troubles de l'ovulation :* la dysménorrhée par excès ou par défaut, l'aménorrhée, surtout quand ces troubles fonctionnels surviennent chez des jeunes filles ou des jeunes femmes anémiques ou chlorotiques, à état général défectueux, chez des nerveuses épuisées ou fatiguées qui ont besoin d'être tonifiées et stimulées, chez des arthritiques migraineuses.

4° Les *pertes blanches*, qu'elles soient dues à un état congestif de l'utérus ou à une constitution molle ou lymphatique.

5° Les *exsudats de périmétrite ou de pelvipéritonite*.

6° La *métrite* et la *salpingite chronique*, surtout dans les formes douloureuses, ou avec prédominance des phénomènes nerveux ou névropathiques.

7° Les *ulcérations du col.*

8° Les *déviations utérines* dues à une atonie des tissus, à un relâchement des ligaments ou à la congestion veineuse.

9° Je signalerai aussi de nombreux cas de *stérilité* qui ont disparu après une ou plusieurs cures.

A côté de ces maladies de l'appareil génital proprement dit, j'ajouterai les *cystalgies* qui accompagnent si souvent les affections utérines et qui sont rapidement soulagées.

Le moment le plus favorable pour commencer le traitement thermal est la période *intermenstruelle :* de cette façon, la malade prend une dizaine de bains avant l'écoulement menstruel, se repose durant toute sa durée, et termine ensuite son traitement — pour lequel un bon mois est nécessaire.

En résumé, Royat, par ses bains utérins carbogazeux, par ses douches vaginales de Co^2, s'adresse aux troubles génitaux des femmes arthritiques, nerveuses, anémiques, excitables. Il est pour elles supérieur aux stations sulfureuses.

Royat, mars 1912.

CLERMONT. IMP. MODERNE. A. DUMONT, DIR. 15, RUE DU PORT